YOUR KNOWLEDGE HAS VALUE

AF140384

- We will publish your bachelor's and
  master's thesis, essays and papers

- Your own eBook and book -
  sold worldwide in all relevant shops

- Earn money with each sale

Upload your text at www.GRIN.com
and publish for free

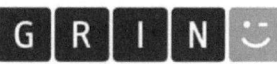

Bibliographic information published by the German National Library:

The German National Library lists this publication in the National Bibliography; detailed bibliographic data are available on the Internet at http://dnb.dnb.de .

Imprint:

Copyright © 2019 GRIN Verlag
Print and binding: Books on Demand GmbH, Norderstedt Germany
ISBN: 9783668951310

This book at GRIN:

https://www.grin.com/document/464839

Leidimar Murr

A Quinta Dimensão do Direito

GRIN Verlag

GRIN - Your knowledge has value

Since its foundation in 1998, GRIN has specialized in publishing academic texts by students, college teachers and other academics as e-book and printed book. The website www.grin.com is an ideal platform for presenting term papers, final papers, scientific essays, dissertations and specialist books.

Visit us on the internet:

http://www.grin.com/

http://www.facebook.com/grincom

http://www.twitter.com/grin_com

A QUINTA DIMENSÃO DO DIREITO

Leidimar Pereira Murr[1]

RESUMO

O presente texto tem como objetivo apresentar as cinco dimensões do Direito. A partir dos conceitos de bioética, ato médico, normatividade do ato médico, bem como de estudos anteriores que se dedicaram a apresentar estrutura, papel e função do Direito, a autora desenvolve o texto, apresentando o Direito em uma estrutura pentadimensional. Conforme a autora, o Direito apresenta cinco dimensões, a saber: uma dimensão sociológica, uma dimensão técnica, uma dimensão normativa, uma dimensão axiológica e uma dimensão política. Importante ressaltar que a estrutura que ora apresenta constitui ao mesmo tempo um conceito e um instrumento (um constructo teórico-metodológico), o qual se presta para abordar assuntos em que haja uma inferência do direito sobre a medicina, ou seja, dilemas médico-legais. Considerando que nas sociedades contemporâneas tais dilemas têm constituído grande desafio para juízes, médicos e para sociedade em geral, a reapresentação do Direito em cinco dimensões pretende, portanto ter relevância prática, relevância expressa nos desdobramentos evidenciados pela autora, como por exemplo, ser diretriz para a abordagem de conflitos médico-legais, ou fundamento para a reestruturação de Cursos de Medicina e de Direito.

Palavras-chaves: Dimensões do Direito. Tridimensionalidade do Direito. A Quinta Dimensão do Direito. Dilemas médico-legais. Direito médico. Bioética.

---

[1] Médica, advogada. Doutora em Bioética pela Eberhard Karls Universität Tübingen, Alemanha. Graduada em Direito pela Universidade Potiguar. Graduada em Medicina pela Universidade Federal do Rio Grande do Norte.

Table of Contents

1 CONSIDERAÇÕES INICIAIS

O direito é uma ciência autônoma. Sobre essa acepção existe vasta bibliografia. No presente texto a autora toma como base definições de FERRAZ JÚNIOR, retoma MIGUEL REALE e ousa apresentar o DIREITO enquanto ciência social hermenêutica pentadimensional. A essa conclusão, a autora chega após anos de estudos dedicados à Bioética e à normatividade do ato médico. Entende que a análise do processo decisório do médico, como do juiz, faz ver que a conduta do médico (ao agir ou deixar de agir), ou a conduta do juiz (ao pronunciar sentenças deferindo ou indeferindo pedidos, ou fazendo declarações acerca de determinado fenômeno), nada mais são do que decisões racionais institucionalizadas, concebidas dentro do arcabouço normativo do Estado Democrático de Direito, ou, melhor dizendo, dentro dos sistemas imbricados nos Estados constitucionais[2]. Ou seja, a norma jurídica pode ser observada sob o prisma da tomada de decisão, levando à concepção daquilo que seria a *teoria pragmática da norma jurídica*.

O termo ciência não é unívoco, embora seja inquestionável que a ciência busca o conhecimento fazendo afirmações sobre determinado objeto de estudo, a partir da aplicação de metodologia bem definida e técnicas preestabelecidas. Nesse contexto, a ciência foi classificada em dois grandes grupos: ciências da natureza e ciências sociais. As ciências da natureza por sua vez foram classificadas em ciências naturais do macrocosmo e ciências naturais do microcosmo. As ciências sociais foram então subagrupadas em ciências sociais não hermenêuticas (como a SOCIOLOGIA, a ANTROPOLOGIA e a HISTÓRIA); e ciências sociais hermenêuticas (como o DIREITO).

Assim sendo, a Ciência do Direito é uma ciência social, de feição hermenêutica. Ademais, sendo uma ciência de projeção comportamental (a partir da descrição de um SER imprime um dever ser; SER => DEVER SER), e inexoravelmente axiológica, o Direito não se restringe ao prisma classificatório,

---

[2] Acerca dos Estados constitucionais, Cf. MAINE, Carlos Alberto Gabriel. Derechos humanos y Estado constitucional: desafíos actuales. In: LEITE, G. S.; SARLET, I. W. (Coordenadores). Jurisdição constitucional: democracia e direitos fundamentais. Salvador: Editora JusPodivm, 2012, p. 143-170.

sendo irrefutável que tem um sentido vetorial (valorativo), mas que nem por isso deixa o terreno das ciências, visto que busca, como toda ciência, a verdade.[3]

A identificação e descrição da dimensão valorativa do Direito consagrou a MIGUEL REALE a apresentação da conhecida *Tridimensionalidade do Direito*, muito bem destacada em livros que constituem a base do Curso de Direito, como é o caso da obra *Noções preliminares de Direito.*

Nos dias atuais tem sido crescente o interesse por temas relacionados à inferência do Direito sobre a medicina, a inteligência artificial, as novas tecnologias, dentre outros, que evocam a norma jurídica enquanto entidade equalizadora e balizadora das condutas a serem permitidas ou não pela sociedade. Para dar suporte a tais demandas têm surgido áreas do Direito como o Biodireito, o Direito Médico, como tantos outros termos que pretendem atribuir *expertise* em determinados assuntos. No entanto, a despeito do aumento da proliferação de tais "especialistas", falta uma metodologia de abordagem dessas questões. Geralmente são temas complexos e que não podem prescindir de conhecimento técnico especializado.

Foi, portanto decorrente de uma série de convergências (definição de ciência, classificação e definição do direito enquanto ciência, definição do termo bioética, definição de ato médico, análise da normatividade do ato médico), que a autora, ao se debruçar sobre a estrutura do próprio ato médico (enquanto decisão racional), amplia a estrutura tridimensional do direito para uma estrutura pentadimensional. E essa estrutura pentadimensional, afirma a autora, se presta para a abordagem de temas pertinentes à interseção da Medicina com o Direito, podendo vir a ser, a despeito da complexidade que alberga, uma fórmula (um instrumento para a confecção de protocolos) relativamente simples que pode auxiliar a tomada de decisão, tanto do médico quanto do juiz, ao se deparar com os dilemas cada vez mais frequentes; dilemas decorrentes do acelerado processo de avanço tecnológico que caracteriza nosso século.

A dimensão normativa, a dimensão axiológica, a dimensão social são então acrescidas da dimensão técnica e da dimensão política, visto que as vísceras do Direito, enquanto sistema complexo, são expostas, tanto pelas questões pragmáticas que evocam e exigem posicionamentos fundamentados,

---

[3] FRIEDE, Reis. Ciência do direito, norma, interpretação e hermenêutica jurídica. 7ª Edição. Rio de Janeiro: Forense Universitária, 2006, p. 3-10.

quanto pela própria ciência do conhecimento ou epistemologia, a qual não pode abrir mão do pensamento complexo. O pensamento complexo se torna uma necessidade da razão evolutiva, que ao superar um sistema constitui um metassistema, por sua vez ele próprio superável, como bem leciona EDGAR MORIN na obra *Introduction à la pensée complexe*.

> (...) uma epistemologia que, longe de fechá-la solipsisticamente em si mesma, confirma e aprofunda seus dois aspectos fundamentais: a abertura e a reflexividade (auto) e suas duas relações fundamentais: ecossistêmicas e metassistêmicas.
> (...) a concepção aberta da relação sujeito (...) indica que o objeto deve ser concebido em seu ecossistema e mais amplamente num mundo aberto (que o conhecimento científico não pode preencher) e num metassistema (...). (...) A noção de sujeito só toma sentido num ecossistema (natural social, familiar etc) e deve ser integrada num metassistema. (MORIN, 2011, p. 47-8).

Importa, pois no âmbito do presente artigo, apresentar as cinco dimensões do Direito apontadas no título, entendendo que estas dimensões são compostas por sistemas complexos em interação e que constituem ao mesmo tempo a estrutura do Direito e a metodologia de abordagem de temas complexos da atualidade, em que o Direito assume a função balizadora e equalizadora de demandas que crescem nas sociedades contemporâneas, diga-se, sociedades democráticas de direito, sinônimo de sociedades avançadas de organização complexa, ou mais precisamente, estados constitucionais.

2   DOS REFERENCIAIS TEÓRICOS CONCEITUAIS

Para chegar à conclusão que o Direito tem uma estrutura pentadimensional e que essa estrutura pode constituir um importante instrumento para a abordagem de dilemas contemporâneos do campo jurídico, a autora analisa três referenciais teóricos: *A tridimensionalidade do direito* de MIGUEL REALE, *A tetradimensionalidade do Direito* de PAULO LOPO SARAIVA, *O ato medico e sua normatividade*, obra da autora.

2.1. MIGUEL REALE E A TRIDIMENSIONALIDADE DO DIREITO

MIGUEL REALE, ao apresentar a estrutura tridimensional do direito aduz que o Direito, a despeito das várias acepções do termo, em uma análise profunda dos diversos sentidos da palavra, demonstra que

> (...) a eles correspondem três aspectos básicos, discerníveis em todo e qualquer momento da vida jurídica: um aspecto normativo (o Direito como ordenamento e sua respectiva ciência); um aspecto fático (o Direito como fato, ou em sua efetividade social e histórica) e um aspecto axiológico (o Direito como valor de justiça). (REALE, 2002, p. 64-5)

Ou seja, a estrutura tridimensional do Direito faz perceber que a experiência jurídica tem uma estrutura e que onde quer que haja um fenômeno jurídico haverá necessariamente

> (...) um fato subjacente (fato econômico, geográfico, demográfico, de ordem técnica etc.); um valor, que confere determinada significação a esse fato (...); e (...) uma regra ou norma, que representa a relação ou medida que integra um daqueles elementos ao outro, o fato ao valor. (REALE, 2002, p. 65)

Prossegue REALE afirmando que

> (...) a vida do Direito resulta da interação dinâmica dos três elementos que a integram. (...) fato, valor e norma (...) coexistem numa unidade concreta. (REALE, 2002, p. 65).
>
> (...) fatos, valores e normas se implicam e se exigem reciprocamente, o que (...) se reflete no momento em que o jurisperito (advogado, juiz ou administrador), interpreta uma norma ou uma regra de direito (...) para dar-lhe aplicação. (REALE, 2002, p. 66).

Segundo o entendimento de REALE, há uma "dialética de implicação-bipolaridade" entre fatos e valores, e a norma jurídica se apresenta como "síntese integrante de fatos ordenados segundos distintos valores", não se confundindo, no entanto com a dialética hegeliana ou marxista dos opostos. (REALE, 2002, p. 66).

O Direito, exposto em sua estrutura tridimensional, é instrumento do homem, cuja história aponta uma luta incessante de, nas palavras de REALE, "harmonizar o que é com o que *deve ser*". (REALE, 2002, p. 68).

Ao trazer a estrutura apresentada por REALE para a análise desenvolvida pela autora, essa a estrutura se aplica perfeitamente também à análise de dilemas éticos das sociedades avançadas do mundo contemporâneo. Com esse entendimento, a autora se debruça sobre conceitos de Bioética, definindo a Bioética como sendo a ciência ou área do conhecimento que se ocupa do que é "o *devido*, o *permitido* e o *admitido*, no lidar com a saúde e a doença humanas ou até mesmo no lidar com toda e qualquer interferência nos processos de vida e morte humanas".[4]

Percebe-se claramente que há uma correspondência entre a definição da autora e o *fato, valor* e *norma* apresentados por REALE. No entanto aquilo que seria o *devido*, o que o conhecimento científico impõe (apresentado pela autora), não se confunde com o *fato* social de REALE. O elemento *devido* introduzido pela autora, faz ver que o *fato* necessita ser diferenciado entre *fato social* (percepção empírica do fenômeno) e *fato técnico* (aferição técnica do fenômeno). Em verdade se tem sistemas interagindo e se retroalimentando. Uma forma de elucidar a distinção entre essas que passam a constituir, conforme a autora, duas importantes dimensões do Direito, a dimensão social e a dimensão técnica, é o exemplo do diagnóstico de morte. Há uma percepção social e empírica que se distingue da acepção técnica do fenômeno morte. A depender do próprio desenvolvimento tecnológico a acepção do profissional também varia expressando ainda mais claramente que temos uma dimensão social do fato ou fenômeno e uma dimensão técnica desse mesmo fenômeno sobre o qual vai incidir a norma. Enquanto a *dimensão social* se funda no *mundo empírico e suas limitações*, a *dimensão técnica* invoca o *conhecimento científico* que tem pretensão de ser (e é) *universal*.

A *norma* de REALE, aqui expressa como o *permitido* (ou não permitido), aponta para o *sistema jurídico*. Assim sendo, a *dimensão normativa* varia conforme o arcabouço normativo do país em questão, muito embora as sociedades avançadas dos Estados Democráticos de Direito de mundo

---

[4] Cf. MURR, Leidimar Pereira. Interfaces entre biossegurança, biodireito e bioética nos processos biotecnológicos. I Encontro Norte-Nordeste de Biossegurança e Produtos Transgênicos. Recife-PE. Patrocínio: Associação Nacional de Biossegurança (AnBio), Setembro, 2000. Veja também MURR, Leidimar Pereira. A inversão do ônus da prova na caracterização do erro médico pela legislação brasileira. Revista Bioética 2010; 18 (1): 31 – 47). Veja ainda: MURR, Leidimar Pereira. Bioética: uma reflexão para o futuro. Aula inaugural da Residência em Psiquiatria do Hospital Colônia João Machado (HCJM), Natal/RN, pronunciada dia 31/03/06.

contemporâneo tendem a homogeneizar esse arcabouço, tendo como bom exemplo os Direitos fundamentais.

E finalmente, o *valor* de REALE, aqui expresso como o *admitido,* reporta à *dimensão axiológica*, corroborando a tese de que a experiência jurídica tem um sentido vetorial. Interessante perceber que diversamente da dimensão técnica, que tem espectro universal, a dimensão axiológica pode ter espectro bem mais reduzido e abranger apenas grupos ou comunidades, ou pelo menos não obrigatoriamente apresenta o mesmo espectro de abrangência que apresenta a dimensão normativa. Excelente exemplo dessa distinção foi a Lei do Consentimento Presumido no Brasil. Justamente por não ter atentado para essa distinção, a Lei teve duração curta e foi revogada.[5]

2.2. PAULO LOPO SARAIVA E A TETRADIMENSIONALIDADE DO DIREITO

Embalado pela teoria estruturante do direito, necessário se faz apresentar a contribuição trazida pelo grande jurista do solo potiguar, PAULO LOPO SARAIVA, em obra intitulada *A tetradimensionalidade do Direito*. Em sua obra, a partir de uma concepção teleológica do Direito, a *justiça* é apresentada como sendo a quarta dimensão do Direito.[6]

Por óbvio que a necessidade inerente ao humano de constatar *o que é o caso* e imprimir-lhe um *dever ser* faz do Direito instrumento para o alcance da justiça. O *valor* é apresentado como meio para valoração do *fato* e da *norma* com fins de obter *justiça.*

A despeito da brilhante contribuição de PAULO LOPO SARAIVA para o debate da teoria estruturante do direito, contribuição enriquecida pela menção a estudiosos, filósofos e juristas que se debruçaram sobre o significado do termo Direito ao longo da evolução da sociedade, a autora entende a justiça como produto desejado da aplicação do Direito, sem constituir, no entanto, um de seus

---

[5] Veja a Lei 9.434, de 4 de fevereiro de 1997, que dispõe sobre a remoção de órgãos, tecidos e partes do corpo humano para fins de transplante e tratamento, e a Lei 10.211, de 23 de março de 2001, que alterou dispositivos da Lei no 9.434, de 4 de fevereiro de 1997, que "dispõe sobre a remoção de órgãos, tecidos e partes do corpo humano para fins de transplante e tratamento". [Online]. In: http://www.planalto.gov.br/ccivil_03/leis/L9434.htm#art2. Acesso em 10/03/2019; e [Online]. In: http://www.planalto.gov.br/ccivil_03/leis/LEIS_2001/L10211.htm. Acesso em 10/03/2019.

[6] SARAIVA, Paulo Lopo. A tetradimensionalidade do Direito: escorço inicial. Brasília a. 38 n. 153 jan./mar. 2002. [Online]. In: http://www2.senado.leg.br/bdsf/bitstream/handle/id/748/R153-07.pdf?sequence=4. Acesso em 20/03/2019.

elementos estruturantes. A justiça é sim o fim almejado para o qual se construiu historicamente o instituto do Direito.

Apesar da constatação e afirmação da relevância do enfoque trazido pelo jurista, a presente abordagem da autora, ao partir da análise do conceito de bioética e da normatividade do ato médico, lança sobre o Direito, enquanto instituto de Estados Democráticos de Direito do mundo contemporâneo, a luz da racionalidade, melhor dizendo, das decisões racionais. Visto sob essa ótica, a experiência jurídica, e a tridimensionalidade do direito mencionada por REALE, é, em verdade, uma experiência muito mais ampla; ela se confunde com as decisões racionais, como é o caso de decisões no âmbito do exercício profissional médico, e pode inclusive em *ultima ratio* ser extrapolada para as decisões políticas, para a confecção de políticas públicas etc.

Em suma, a análise do próprio conceito de bioética (área do saber que se ocupa do que é o *devido*, o *permitido* e o *admitido* no lidar com a saúde e a doença humanas), acrescida do estudo dos supramencionados autores, e da necessidade de decifrar o que seria enfim o *ato médico*, conduziu a autora a se debruçar sobre a normatividade do ato médico.

2.3. LEIDIMAR MURR, A ANÁLISE DA NORMATIVIDADE DO ATO MÉDICO E A PENTADIEMNSIONALIDADE DO DIREITO

Fácil constatar que o *ato médico* é conceito que passa a ser desenvolvido pela autora sob uma perspectiva multidimensional, considerando a interseção da Medicina com o Direito, a Ciência Política e a Filosofia.

Nas sociedades avançadas de organização complexa, entenda-se, estados democráticos de direito do mundo ocidental contemporâneo, ato médico é "procedimento técnico-profissional praticado por médico legalmente habilitado"[7]

---

[7] Cf. MURR, Leidimar. A inversão do ônus da prova na caracterização do erro médico pela legislação brasileira. Revista Bioética 2010; 18 (1): 31 – 47.

Conforme elucida a autora ainda na introdução da obra,

> (...) O ponto de partida, as análises referentes ao ato médico (...) foram enriquecidas pelas contribuições de outros autores e pesquisadores em estudos que discutem a categorização da medicina enquanto ciência e seus métodos de aquisição de conhecimento[8] ou que entendem a medicina como uma "ciência da ação" (Handlungswissenschaft)[9], e compartilham o ato médico como objeto de estudo.

Ou seja, *o ato médico e sua normatividade* constituiu o objeto central da abordagem da autora, para então, a partir do paradigma do *ser médico nas sociedades democráticas contemporâneas*, extrair *o conceito de ato médico* e *identificar os elementos que configuram sua normatividade*, pois ato médico é intervenção programada. Da mesma forma que o juiz ao proferir uma sentença, o ato médico é ação complexa e programada que pressupõe resultar de um processo decisório racional fundamentado.

Nas sociedades contemporâneas já não basta mais responder *o que é o corpo humano e quais as doenças que acometem o corpo humano com suas possíveis formas de tratamento*, mas a pergunta

> (...) o que é o ser humano e que formas de intervenção são (1) tecnicamente possíveis, (2) juridicamente permitidas e (3) eticamente aceitáveis, sob o acompanhamento e a orientação do profissional médico, nas sociedades democráticas contemporâneas de organização complexa? (MURR, 2010, p. 40).

Entenda-se, *tecnicamente possível* é aquilo que o conhecimento científico impõe a partir de condutas reconhecidas pela comunidade científica, ou seja, após passar pelo crivo da comunidade cientifica. *Juridicamente permitido* é aquilo que o sistema jurídico do país em questão define em seu arcabouço normativo. *Eticamente aceitável* é aquilo que tem admissibilidade moral na comunidade em questão, sem no entanto deixar de considerar a recomendação técnica nem a prescrição normativa do caso, ou seja, vai além da mera admissibilidade moral, pois conforme sintetiza a autora,

---

[8] Cf. FEINSTEIN, A. An additional basic science for clinical medicine: I. The constraining fundamental paradigms. Ann Intern Med, 1983; 99: 393-397. FEINSTEIN, A. An additional basic science for clinical medicine: II. The limitations of randomized trials. Ann Intern Med, 1983; 99: 544-550. FEINSTEIN, A. An additional basic science for clinical medicine: III. The challenges of comparison and measurement. Ann Intern Med, 1983; 99: 705-712. FEINSTEIN, A. An additional basic science for clinical medicine: IV. The development of clinimetrics. Ann Intern Med, 1983; 99: 843-848.
[9] Sobre o tema veja STACHOWIAK, H. Medizin als Handlungswissenschaft. In: Gross R. (Hrsg.) Modelle und Realitäten in der Medizin. Schattauer: Stuttgart, New York, 1983, p. 7-22.

(...) o Direito ora interpreta, ora gera a norma a partir da síntese de fato social, fato técnico e de norma pré-existente, sob um eixo axiológico e voltado para uma decisão política. (MURR, 2010, p. 56).

Nasce assim as cinco dimensões do Direito[10]:

> *(...) uma dimensão sociológica, uma dimensão técnica, uma dimensão normativa, uma dimensão axiológica e uma dimensão política.* (MURR, 2010, p. 56).

Por fim, elucida a autora:

> *A dimensão sociológica reproduz o evento tal qual percebido e vivenciado na sociedade. A dimensão técnica restringe-se a exteriorizar verdades metodologicamente estabelecidas por meio dos instrumentos que delimitam o conhecimento científico. A dimensão normativa é dada pela Legislação vigente no Estado em que está inserido o fato ou evento em questão. A dimensão axiológica é dada pelo ethos da comunidade ou grupo em evidência na análise. (...) a dimensão política se expressa na tomada de decisão; é uma dimensão externa a todas as anteriores e cuja arte consiste em, mesmo não se confundindo com nenhuma daquelas dimensões, unirem-nas, integrá-las.* (MURR, 2010, p. 56).

3 O DIREITO EM SUA MULTIDIMENSIONALIDADE

Cabe ressaltar que uma das motivações do presente estudo foi a constatação de que os debates em torno de temas complexos, multidisciplinares, em geral, carecem de melhor conexão, carecem de uma metodologia que permita o diálogo entre as várias áreas do conhecimento. Quem acompanhou os recentes debates no Brasil em torno da interrupção precoce da gravidez em caso de anencefalia, facilmente constatou essa carência. Obviamente que em sendo um desafio relativamente recente, é de se esperar que essas dificuldades existam. Se, conceitualmente, é fácil discorrer sobre transdisciplinaridade, interdisciplinaridade ou multidisciplinaridade, a mesma facilidade não se tem para praticá-las, para exercê-las. As enormes barreiras de conceitos e métodos

---

[10] Acerca da descrição da Pentadimensionalidade do Direito, veja também artigo da autora: Ética, Direito e Medicina: uma moral compartilhada. Revista Juris Rationis, Ano 9, n.2, p. 11-22, abr./set.2016. ISSN 2237-4469. [Online]. In: file:///D:/Leidimar/Downloads/1489-Texto%20do%20artigo-5925-1-10-20170313%20(1).pdf. Acesso em 20/03/2019.

utilizados pelo filósofo, pelo juiz, ou advogado, e pelo técnico, ou seja, por aquele que aplica o conhecimento, parecem por vezes intransponíveis, levando com frequência a debates desconexos; assim como se os atores estivessem falando de coisas diferentes – e muitas vezes, de fato, estão.

O profissional da área do direito, seja ele jurista, juiz ou advogado, comumente, centra-se no arcabouço normativo vigente, definindo, através deste, os objetivos a serem perseguidos na análise de situações conflitantes. Da mesma forma o faz o médico, o biólogo, o geneticista, o cientista, ao centrar-se tão somente no campo do conhecimento científico acumulado e devidamente respaldado pela comunidade científica. Acontece que "o conhecimento científico" não é a mesma coisa que "o conhecimento"; o conhecimento científico, pelo menos no âmbito da medicina, será aquele ratificado pela comunidade científica, daí o termo (re)conhecimento. O conhecimento científico é pois entendido aqui como sendo aquele conhecimento que passou pelo crivo da Comunidade Científica, para então adquirir o status de reconhecido.

Portanto, a constatação de que, nos conflitos inerentes aos campos ora debatidos, tem-se a necessidade de fazer convergir objetivos e métodos dos diversos atores, ou, ainda, que, diante de um único ator, tem-se que fazer convergir os objetivos e métodos de diferentes campos do conhecimento, leva a constatar que a única forma de viabilizar tal convergência só pode ser dada através de uma estrutura. Tentar buscar essa convergência na matéria abordada (aliás, matérias), sem que se tenha a estrutura para tal empreitada, será tarefa inviável.

É nesse sentido que a estrutura pentadimensional do direito, obtida a partir da análise ora proposta, apresenta-se como modelo que viabiliza essa convergência de objetivos e métodos, possibilitando efetivar aquilo que se pode chamar de *interdisciplinaridade*. A *transdisciplinaridade*, embora muito mencionada nos debates, coloca-se então como sendo um ideal utópico e não passível de ser alcançado, pois para tanto (para que fosse possível alcança-lo), os vários atores do debate teriam que dispor do mesmo grau de informação e capacidade de elaborar conhecimento acerca de várias áreas do conhecimento (algo imaginável, mas irrealizável); diversamente, a *multidisciplinaridade*, que de fato é o que mais se encontra no mundo factual (veja o exemplo das Câmaras técnicas e dos especialistas em Direito Médico etc.), consiste na mera junção de vários profissionais de campos de conhecimento diferentes, debatendo sobre um mesmo tema, mas perseguindo objetivos diversos e utilizando-se de métodos diversos na análise de um mesmo assunto ou tema.

Nesse contexto, a *interdisciplinaridade* estabelece-se por fim como objetivo passível de ser alcançado; e esse alcance será viabilizado, através da estrutura que ora se apresenta neste estudo. Tal constatação é relevante para os casos de conflitos pertencentes ao escopo de incidência do Direito sobre a Medicina, ou da análise de temas complexos envolvendo normatização de demandas das sociedades contemporâneas diante do acelerado avanço da tecnologia.

Um típico tratamento multidisciplinar de um tema ter-se-ia em uma situação em que um jornal ou uma revista convocasse vários autores a discorrer sobre o tema do aborto, por exemplo, cada um apresentando seu enfoque: um médico, um juiz, um teólogo, um estatístico. Na interdisciplinaridade, todos esses mesmos autores ou cada um em separado, seriam então convocados para, sob a estrutura pentadimensional do direito, discorrer sobre o tema atentando para ao final obter a convergência de suas conclusões.

A esta altura há de se perguntar: como exatamente se concretizaria tal interdisciplinaridade, tendo como método essa estrutura, esse construto, obtido através da análise do ato médico e da incidência do Direito sobre a Medicina, e que permitiu vislumbrar o Direito, através do processo decisório do agir médico, em sua estrutura multidimensional?

É preciso primeiramente compreender que a estrutura ora apresentada não constitui, por si só, o instrumento de análise para cada caso particular; a estrutura confere uma diretriz para a elaboração de instrumento adequado a cada caso concreto que se apresente. Tome-se aqui o polêmico exemplo da cirurgia plástica estética e as controvérsias existentes acerca da responsabilidade civil do cirurgião, se se trata de responsabilidade objetiva ou subjetiva. As análises que levaram uma parcela dos debatedores a ver aqui a necessidade de impor uma responsabilidade objetiva ao cirurgião plástico, poderiam – talvez –, chegar à conclusão diversa, dispusessem eles de um instrumento para a análise do caso concreto. Seria necessário que se elaborasse um protocolo específico para submeter o caso concreto a tal análise.

Para cada uma das dimensões em questão elaborar-se-ia questões que deveriam ser respondidas em um código binário. No caso da cirurgia plástica estética, tome-se a dimensão técnica e verifique-se, por exemplo, se realizada por profissional médico habilitado, especialista na área, atendendo aos critérios técnicos de procedimento, local etc., ou não. Atente-se que o não preenchimento de critérios técnicos já caracterizaria erro grosseiro, autorizando então no caso a imputação da responsabilidade objetiva ao médico. Ou seja, não necessariamente todos os cirurgiões plásticos ao realizar uma cirurgia plástica estética seriam, já de pronto, imputados uma obrigação de resultados.

Da mesma forma se procederia a análise de cada dimensão. Há para o caso concreto algum questionamento de ordem da dimensão social a ser analisado para a cirurgia plástica estética? E quanto à dimensão axiológica, há algum questionamento ético na realização do procedimento? O que diz a legislação vigente para responder aos questionamentos da dimensão normativa? Há algum lobby em torno do procedimento que possa influenciar politicamente a análise do caso?

Extrapolando os objetivos ora propostos seria inviável no presente texto a construção do próprio instrumento para os vários casos concretos com que se confrontam os chamados operadores do direito. Importante a esta altura é o entendimento de que a análise, na forma proposta, de um litígio envolvendo uma cirurgia plástica estética, levantaria questões diversas daquelas que levantaria caso se estivesse diante de um litígio envolvendo um procedimento cirúrgico para realização de uma laqueadura tubária, ou um litígio envolvendo a transfusão de sangue em testemunha de jeová, ou ainda, um litígio envolvendo a interrupção de uma gravidez por malformação fetal, e assim por diante.

Mais importante no entanto, é verificar que todos esses litígios perpassam por questionamentos envolvendo essas cinco dimensões, e que, a resposta dada a cada um dos questionamentos terá peso no juízo que se fará do caso concreto. Assim, cabe ao analisando, ou aos atores envolvidos na análise de situações conflituosas e litígios, com fins de obter um juízo, um *julgamento ponderado* acerca do caso concreto com que se deparar; cabe operacionalizar as dimensões apresentadas em um protocolo a ser elaborado para cada caso em particular. Ou seja, para cada caso concreto deve ser elaborado um protocolo de análise, e esse protocolo terá como diretriz a estrutura que comporta o direito em sua multidimensionalidade.

4 DESDOBRAMENTOS DO ESTUDO: AS CINCO DIMENSÕES DO DIREITO E UMA DIRETRIZ PARA A ABORDAGEM DE CONFLITOS MÉDICO-LEGAIS

Por fim, busca-se explicitar quais os possíveis desdobramentos do estudo, visto que o formato compacto apresentado no presente texto só foi possível em decorrência de existir estudos anteriores que lhes serviram de lastro.

Não é exagerado afirmar que a aparente simplicidade com que se tentou abordar o tema, alberga tamanha complexidade que permite dar prosseguimento a vários outros estudos ou análises. O primeiro e mais evidente deles seria, conforme mencionado anteriormente, a elaboração de um protocolo próprio para um caso concreto, específico, valendo-se da estrutura apresentada. Estrutura essa que constitui então uma possível diretriz para a elaboração de tal protocolo.

Outros possíveis desdobramentos estão relacionados à utilização dessa mesma estrutura na elaboração e análise de políticas públicas; ou até mesmo na formatação de cursos direcionados a profissionais empenhados nos temas referentes ao Direito Médico, à Bioética ou ao Biodireito.

Também nos cursos de graduação em Medicina ou de graduação em Direito, dadas as recentes recomendações de criação de um eixo ético-humanístico, entende-se poder ser de grande valia a estrutura ora apresentada, posto que o eixo ético-humanístico que vem sendo adotado na reforma das grades curriculares de cursos como o curso de medicina e o curso de direito almeja preparar o aluno de forma mais adequada para as necessidades e exigências de sociedades democráticas de organização complexa do mundo contemporâneo.

5 CONSIDERAÇÕES FINAIS

A partir de conceitos de bioética, ato médico, normatividade do ato médico, bem como de estudos prévios que se debruçaram sobre a estrutura, o papel e a função do Direito, a autora desenvolve o presente estudo reapresentando o Direito em uma estrutura pentadimensional. Essa estrutura constitui ao mesmo tempo conceito e instrumento para a abordagem de temas em que haja inferência do Direito sobre a medicina, atualmente grande desafio para juízes, médicos e para a sociedade em geral.

A autora aduz que o *Fato* apresentado por *MIGUEL REALE* se bifurca em duas dimensões: a *dimensão sociológica* e a *dimensão técnica*. A *dimensão normativa* por sua vez, encontra eco no arcabouço jurídico. A *dimensão axiológica*, corresponde ao *Valor* apresentado por MIGUEL REALE.

Acontece que, estando a experiência jurídica inserida no arcabouço de um Estado (e, portanto, voltada para uma experiência também política, pois à admissibilidade moral se interlaça um questionamento ético-racional), a autora descortina também, a custa de exemplos elucidativos, a *dimensão política* do Direito.

A *justiça*, dimensão apresentada pelo nobre jurista Paulo Lopo Saraiva, permanece para a autora o fim do Direito, reafirmando o aspecto teleológico trazido pelo autor. No entanto, para a abordagem racional-pragmática que apresenta, a justiça não constitui elemento, mas sim o fim do Direito.

Ou seja, para a autora, o estudo extrapola o deleite intelectual na medida em que pode vir a ser relevante na abordagem de dilemas e situações práticas, tanto para as decisões do médico como para a abordagem de dilemas jurídicos ou até mesmo para a fundamentação de sentenças de magistrados diante de situações onde haja inferência do Direito sobre a Medicina ou novas tecnologias, como os debates em torno da reprodução assistida, aborto em anencéfalo etc. Nesse sentido, menciona alguns possíveis desdobramentos do estudo.

THE PENTADIMENSIONALITY OF LAW

Abstract

This paper aim to present the five dimensions of the Law. From the concepts of bioethics, medical act, normativity of the medical act, as well as from previous studies that have dedicated to present structure, role and function of Law, the author develops the present study by presenting the Law in a pentadimensional structure. This structure is at the same time a concept and instrument for approaching subjects where there is an inference of law on medicine or on medical ethical dilemmas, since they constitute a great challenge for judges, doctors and society generally. The author states that the Law has a sociological dimension, a technical dimension, a normative dimension, an axiological dimension and a political dimension, meanwhile legal experience is inserted in the framework of a State.

Key-words: Dimensions of Law. Medical-ethical dilemmas. Legal dilemmas. Medical law. Bioethics.

REFERÊNCIAS

BRASIL. Lei 9.434, de 4 de fevereiro de 1997, que dispõe sobre a remoção de órgãos, tecidos e partes do corpo humano para fins de transplante e tratamento. [Online]. In: http://www.planalto.gov.br/ccivil_03/leis/L9434.htm#art2. Acesso em 10/03/2019.

BRASIL; Lei 10.211, de 23 de março de 2001, que alterou dispositivos da Lei no 9.434, de 4 de fevereiro de 1997, que "dispõe sobre a remoção de órgãos, tecidos e partes do corpo humano para fins de transplante e tratamento". [Online]. In: http://www.planalto.gov.br/ccivil_03/leis/LEIS_2001/L10211.htm. Acesso em 10/03/2019.

FEINSTEIN, A. An additional basic science for clinical medicine: I. The constraining fundamental paradigms. Ann Intern Med, 1983; 99: 393-397.

FEINSTEIN, A. An additional basic science for clinical medicine: II. The limitations of randomized trials. Ann Intern Med, 1983; 99: 544-550.

FEINSTEIN, A. An additional basic science for clinical medicine: III. The challenges of comparison and measurement. Ann Intern Med, 1983; 99: 705-712.

FEINSTEIN, A. An additional basic science for clinical medicine: IV. The development of clinimetrics. Ann Intern Med, 1983; 99: 843-848.

FERRAZ Jr., Tercio Sampaio. A ciência do direito. 2ª edição. São Paulo: Atlas, 2012.

FRIEDE, Reis. Ciência do direito, norma, interpretação e hermenêutica jurídica. 7ª Edição. Rio de Janeiro: Forense Universitária, 2006.

MORIN, Edgar. Introdução ao pensamento complexo. Tradução Eliane Lisboa. 4ª edição. Porto Alegre: Sulina, 2011.

MURR, Leidimar Pereira. Interfaces entre biossegurança, biodireito e bioética nos processos biotecnológicos. I Encontro Norte-Nordeste de Biossegurança e Produtos Transgênicos. Recife-PE. Patrocínio: Associação Nacional de Biossegurança (AnBio), Setembro, 2000.

MURR, Leidimar Pereira. A inversão do ônus da prova na caracterização do erro médico pela legislação brasileira. Revista Bioética 2010; 18 (1): 31 – 47.

MURR, Leidimar Pereira. Bioética: uma reflexão para o futuro. Aula inaugural da Residência em Psiquiatria do Hospital Colônia João Machado (HCJM), Natal/RN, pronunciada dia 31/03/06.

MURR, Leidimar. O ato médico e sua normatividade. München: GRIN Verlag, 2010.

MURR, Leidimar Pereira; OLIVEIRA, Danielle Freitas de Lima. Ética, Direito e Medicina: uma moral compartilhada. Revista Juris Rationis, Ano 9, n.2, p. 11-22, abr./set.2016. ISSN 2237-4469. [Online]. In: file:///D:/Leidimar/Downloads/1489-Texto%20do%20artigo-5925-1-10-20170313%20(1).pdf. Acesso em 20/03/2019.

REALE, Miguel. Filosofia do direito. 20ª edição. São Paulo: Saraiva, 2002.

REALE, Miguel. Lições preliminares de direito. 27ª edição. São Paulo: Saraiva, 2002.

SARAIVA, Paulo Lopo. A tetradimensionalidade do Direito: escorço inicial. Brasília a. 38 n. 153 jan./mar. 2002. [Online]. In: http://www2.senado.leg.br/bdsf/bitstream/handle/id/748/R153-07.pdf?sequence=4. Acesso em 20/03/2019.

STACHOWIAK, H. Medizin als Handlungswissenschaft. In: Gross R. (Hrsg.) Modelle und Realitäten in der Medizin. Schattauer: Stuttgart, New York, 1983. Natal/RN, artigo científico depositado em 31 de março de 2019.

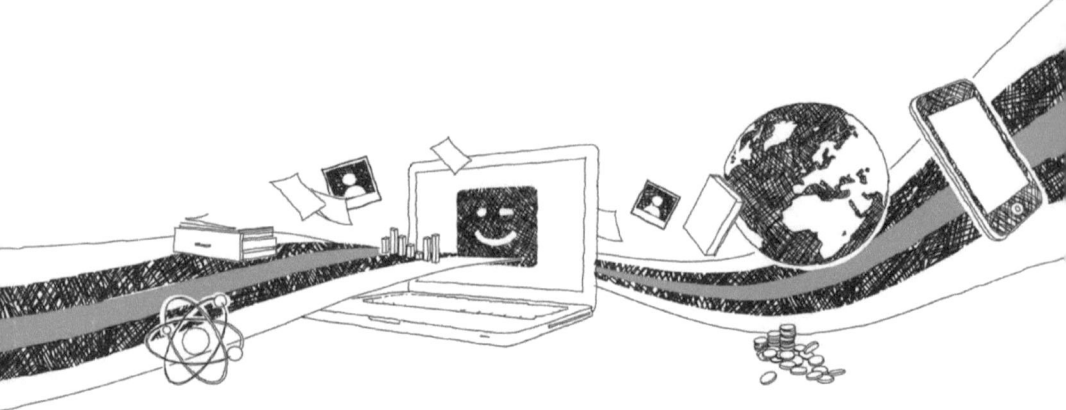
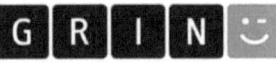